AF313867

Charles QUILLARD

L'Alimentation

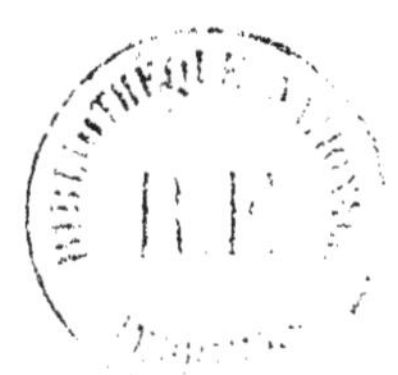

Mélassée

Rationnelle

Prix 1 fr. 50

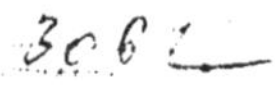

PARIS

BONVALOT-JOUVE. ÉDITEUR

15, RUE RACINE, 15

1906

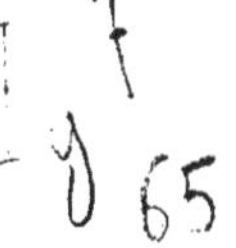

INTRODUCTION

La science possède peu d'acquisitions aussi certaines que nos connaissances actuelles touchant la valeur alimentaire du sucre et ses qualités exceptionnelles comme producteur d'énergie.

Les travaux qui ont rendu cette vérité classique sont parmi les plus beaux que la physiologie compte à son actif, et la médecine vétérinaire française y a pris une part véritablement glorieuse.

Trop de publications ont paru, dans lesquelles cette idée est développée, pour que nous apportions un tribut d'éloges superflus aux savants qui ont construit ce solide édifice.

Cependant nous ne pouvons nous dispenser de citer, au début de cette brève étude, tout d'abord le nom de M. Chauveau. C'est lui qui, dès 1855, démontre que *le sucre versé par le foie dans le sang des veines sus-hépatiques arrive au cœur, traverse le poumon, revient au cœur et se brûle partiellement dans les capillaires de la circulation générale;* il ouvre à la physiologie un horizon nouveau que Claude Bernard n'avait pas entrevu et où il ne regarda pas tout d'abord. C'est M. Chauveau encore qui, en 1886, dans les expériences où il associa le nom de Kauffmann, donne à cette notion de la disparition du sucre dans les capillaires de la circulation générale, toute sa valeur, en montrant que *la consommation glycosique augmente dans les capillaires des muscles en travail.* Enfin dans divers travaux, de 1888 à 1890, M. Chauveau systématise l'énergétique musculaire et la montre sans cesse tributaire de la consommation du sucre.

Puis nous devons citer le nom de M. Grandeau qui, mettant une grande science au service d'une grande cause économique, montre magistralement le rôle utile que peut jouer le savant, lorsque, agrandissant son champ d'action et ne dédaignant pas de quitter le laboratoire, il fait voir par l'expérience que lorsqu'une idée théorique est juste elle peut donner de suite à la pratique sa direction précise.

Les efforts des savants resteraient stériles, si des praticiens éclairés ne se rencontraient pas pour soumettre à la sanction de l'expérimentation en grand le résultat des recherches scientifiques.

Aussi devons-nous, à côté de M. Chauveau et de M. Grandeau, citer M. Lavalard, administrateur délégué de la Compagnie générale des Omnibus, qui ne craignit pas d'entrer résolument dans la voie nouvelle indiquée par la science, en introduisant, dès 1901, la mélasse dans l'alimentation de la plus nom-

breuse cavalerie industrielle qui existe en France ;
ce vétérinaire distingué complétait ainsi logiquement
ses intéressants travaux sur les substitutions alimentaires qui ont produit de si remarquables résultats
économiques.

Mais si les travaux des physiologistes, des vétérinaires et des zootechniciens dont nous ne pouvons même
citer les noms, ont établi la légitimité de l'emploi du
sucre dans l'alimentation animale par de savantes
considérations et des expériences délicates, il ne faut
pas oublier que la nature leur avait, depuis longtemps, montré le chemin à suivre.

L'aliment le plus rationnel est sans conteste le
lait ; or, celui-ci contient en moyenne plus de 40 o/o
de sa matière sèche sous forme de sucre que nous
savons être bien peu différent de celui que l'industrie extrait des plantes sacchariféres.

Ainsi quand nous introduisons du sucre dans
la ration d'un animal adulte, nous n'apprenons
rien de neuf à son appareil digestif ; si on réfléchit
un peu, on voit que la nature nous donne un
enseignement qui vaut celui de nos meilleurs
maîtres.

L'*alimentation sucrée* est devenue un des plus
gros chapitres de l'*alimentation rationnelle*. L'observation stricte des principes généraux de cette dernière science est nécessaire pour tirer tout le parti

économique possible de l'introduction du sucre dans l'alimentation des animaux.

Nous voyons d'ailleurs que c'est dans les milieux où étaient depuis longtemps appliqués les principes scientifiques qui régissent l'alimentation animale, que l'alimentation sucrée a trouvé ses meilleurs adeptes et qu'elle a produit les plus remarquables effets économiques ; qu'il nous suffise de citer la Compagnie générale des Omnibus et la Compagnie générale des Voitures à Paris.

On ne peut pas dire en effet qu'il y a de bons aliments ou de mauvais aliments ; il faut dire : il y a de bonnes rations et de mauvaises rations, ou plus exactement des rations plus ou moins bonnes, selon qu'elles remplissent plus ou moins bien les conditions suivantes :

Donner à l'animal la somme des éléments digestibles nécessaire et suffisante, pour qu'il puisse effectuer la production qu'on lui demande, en empruntant ces éléments digestibles aux denrées qui les offrent au meilleur compte.

Cette règle ne guide pas toujours, il faut bien le reconnaître, le propriétaire d'animaux de rente ou de travail.

Bien des causes en rendent l'application difficile, surtout dans les petites exploitations où l'homme compétent ne se rencontre qu'exceptionnellement.

Ce serait le rôle de tous les vétérinaires de faire,

pour leur clientèle, formée de propriétaires possédant un petit nombre d'animaux, ce que font les directeurs de cavalerie attachés aux administrations, ou les zootechniciens dirigeant les grandes exploitations, de donner des indications précises concernant le rationnement des animaux.

Nul doute que l'alimentation mélassée ne leur paraisse après examen fort avantageuse dans la plupart des cas.

C'est pour les aider dans leur tâche que nous avons résumé dans les pages suivantes les données actuellement acquises au sujet de ce mode d'alimentation.

L'Alimentation Mélassée Rationnelle

Quelques principes montrant les avantages de l'alimentation sucrée

Nous ne tenterons pas de résumer ici les théories relatives à la fonction glycogénique. Rappelons seulement le principe suivant, énoncé par Chauveau :

« Le sucre du sang, disparu dans les capillaires, en sort avec l'oxygène pour être transformé plus ou moins directement au sein des tissus en eau et acide carbonique.

« La production de la chaleur et du travail mécanique est intimement liée dans l'économie animale à la combustion de ce sucre. »

Puis, cherchons quels sont les faits qui nous montrent quelle peut être l'aptitude spéciale du sucre que nous donnons à devenir du sucre du sang ; car, bien entendu, l'aliment ne peut être véritablement aliment physiologique que lorsqu'il fait partie de la propre substance de l'animal.

Albertoni a étudié, par des expériences directes, ce que deviennent les différentes matières sucrées solubles, choisies parmi celles qui peuvent être introduites en nature dans l'alimentation ou qui sont les produits des dédoublements.

Le résultat de ses recherches est que le saccharose est le sucre qui s'absorbe le plus promptement.

Ainsi très peu de temps après son ingestion le saccharose a disparu de l'appareil digestif ; il arrive au foie par la veine porte, mais non sans avoir été dédoublé.

On sait en effet, depuis Claude Bernard, que tout suc intestinal contient une diastase, l'invertine, (qu'il faut de préférence appeler *sucrase* selon la dénomination nouvelle des ferments solubles), qui dédouble le saccharose en glucose et lévulose.

On sait maintenant que les microbes de l'intestin sécrètent aussi cette diastase.

D'ailleurs, d'après le principe physiologique, *l'aliment fait le ferment*, la sucrase existe en plus grande quantité dès que l'alimentation au saccharose augmente, et le sucre est toujours transformé en glucose et lévulose lors de son arrivée dans le foie.

Or glucose et lévulose sont précisément les deux substances sucrées qui donnent la plus abondante formation de glycogène.

Lorsque les sucres amenés par la veine porte sont abondants, le foie ne peut en fixer qu'une partie à l'état de glycogène. Le reste se répand dans la circulation générale et produit l'hyperglycémie alimentaire — amenant une augmentation de la pression sanguine et une augmentation de la rapidité de la circulation.

Nous avons ainsi l'explication de ce fait, constaté par une pratique déjà ancienne, que le sucre est un agent modificateur et un stimulant de l'état fonctionnel du système circulatoire.

Le glucose qui se trouve en excès dans le sang est précisément la réserve hydrocarbonée normale de l'organisme. Quant au lévulose, on sait, d'après les recherches du Dr Brocard, qu'il jouit de propriétés particulières, au point de vue de son utilisation rapide et directe par l'organisme.

Il y a donc, par l'introduction du saccharose en abondance dans l'organisme, possibilité de fournir à celui-ci immédiatement et pour ainsi dire à volonté une grande réserve d'énergie utilisable de suite.

Les expériences ergographiques de Mosso, d'une part, les résultats si frappants obtenus dans les épreuves sportives et surtout dans les *raids*, d'autre part, trouvent là leur explication.

Nous savons par des travaux d'Hanriot que la présence subite dans le sang d'un excès de glucose, par rapport à la dose normale, détermine la production de graisse.

Ce qui ne sera pas utilisé à la production actuelle

d'énergie servira à faire des réserves : *l'utilisation du sucre sera donc toujours intégrale.*

Une des plus importantes conséquences de sa facile absorption est qu'il échappe totalement aux fermentations intestinales produisant des gaz, c'est-à-dire entraînant une dissipation d'énergie et des troubles dans les actes digestifs.

Nous ne ferons que citer les expériences de M. Chauveau, relatives à la comparaison directe de la valeur nutritive de la graisse et du sucre, qui lui ont permis de conclure que la supériorité du sucre sur la graisse est de toute évidence.

Sans vouloir entrer dans le détail des théories dites de l'isodynamie et de l'isoglycogénie et présentant encore quelques incertitudes, nous voyons cependant, d'après l'aptitude toute spéciale du sucre à former des produits éminemment utilisables par l'organisme *sans dépense d'énergie*, que le sucre conserve une supériorité sur d'autres aliments susceptibles de dégager une même quantité de chaleur.

Pour en finir avec les avantages théoriques de l'alimentation au sucre, citons celui qui résulte de sa *solubilité*, et s'applique, d'ailleurs, à tout aliment jouissant de cette propriété, *notamment à la mélasse*. Les expériences de Zunz et Lehmann l'ont mis en évidence d'une façon frappante.

L'animal trouve dans le sucre un aliment pour lequel il n'a pas à effectuer une dépense d'énergie nécessaire à la division de l'aliment.

Or, les auteurs cités ont montré que pour masti-
quer 1 kilogramme d'avoine renfermant 600 grammes
de matières nutritives, l'animal dépense une quantité
d'énergie qui correspond à 120 grammes d'aliment,
soit une perte de 20 o/o.

Pour le foin la mastication dépense 50 o/o.

Notons que les données déduites des expériences
de digestibilité, auxquelles on a si souvent recours
pour établir la valeur des aliments, *ne peuvent pas
tenir compte de ce très important facteur de dissipation d'énergie.*

La mélasse doit être, de préférence au sucre en nature, la base de l'alimentation sucrée des animaux

Malgré sa valeur alimentaire exceptionnelle, le sucre n'entre pas jusqu'ici dans la ration humaine dans une proportion suffisante. Les causes en sont, d'une part, l'ignorance où est toujours la population des avantages qu'elle retirerait d'une plus grande consommation du produit, d'autre part le prix élevé auquel l'impôt le maintient encore.

Le sucre destiné à l'alimentation des animaux est déchargé de tout impôt. Néanmoins son prix est encore trop élevé pour qu'il puisse entrer en comparaison avec celui des denrées ordinairement utilisées ; même, lorsque le prix du sucre brut est exceptionnellement bas, la substitution est onéreuse.

Nous verrons d'ailleurs plus loin que l'exemption d'impôt dont jouit le sucre en nature qui sert à l'alimentation des animaux, malgré un libéralisme auquel l'Administration des Finances n'a pas toujours habitué l'agriculture et le commerce, ne va pas sans certaines formalités qui peuvent être des plus graves pour le consommateur.

Il est donc absolument indiqué de recourir à la

mélasse, sous-produit de l'industrie sucrière, d'une grande richesse en sucre, et que sa nature de sous-produit amène naturellement sur le marché à un prix relativement peu élevé.

C'est d'ailleurs à peu près exclusivement sous forme de mélasse que le sucre a été donné aux animaux, depuis les premiers essais de J.-J. Bernard, que relate *Le Cultivateur* de janvier 1830, jusqu'aux grandes applications qui en sont faites maintenant.

On peut dire que c'est uniquement avec la mélasse que la pratique a depuis longtemps mis en lumière les avantages hygiéniques et économiques de l'alimentation sucrée ; plus tard l'expérimentation rationnelle a en quelque sorte analysé le phénomène et mis en évidence la valeur propre des divers constituants de la mélasse.

Dans le paragraphe suivant, nous examinerons quelle est la composition de la mélasse, ce qu'elle contient en dehors du sucre et son rôle véritable dans l'alimentation.

Nous le ferons très sommairement. N'oublions pas qu'en matière d'alimentation, si la chimie pose les grands principes sur lesquels il n'est plus besoin d'insister, elle ne donne pas l'explication de bien des faits importants que seule peut apporter l'expérimentation directe ; c'est quand nous en arriverons à ce dernier point qu'il nous plaira d'insister davantage.

Valeur nutritive et propriétés hygiéniques
de la mélasse déduites de sa composition

La mélasse renferme tout le sucre que le fabricant de sucre n'a pas pu faire cristalliser par les moyens ordinaires dont il dispose ; seules des actions physiques s'opposent à cette cristallisation. Le sucre de la mélasse est exactement le même que celui qui est produit en nature et possède la même valeur alimentaire. Il n'y a point de doute à cet égard.

Au sujet de la variabilité de composition des mélasses, des opinions erronées ont eu assez longtemps cours en France, parce qu'on discutait dans les différents congrès sur des analyses de mélasses provenant de traitement spéciaux faits en Allemagne mais qui ne sont pas appliqués en France.

Les industriels français ne cherchent pas à extraire le sucre contenu dans les mélasses ; celles-ci sont livrées pures, sans avoir subi de manipulations, et telles qu'elles proviennent de la fabrication ou du raffinage du sucre.

Il n'en est pas de même en Allemagne où la plus grande partie des mélasses est dirigée sur des usines spéciales dites *sucrateries*, où elles sont soumises à des traitements chimiques variés de façon à en extraire la plus grande quantité possible de sucre.

C'est ainsi que, d'après les statistiques publiées par le gouvernement allemand, il a été extrait 908.100 quintaux de sucre des mélasses en 1905 et 1.005.110 quintaux en 1904.

Dans ces conditions il n'est pas possible de comparer les mélasses étrangères traitées par la chaux, la strontiane, la baryte avec nos mélasses françaises.

Il y a donc en Allemagne, à la différence de ce qui a lieu en France, des mélasses de qualité très variable.

C'est là peut-être la cause des résultats contradictoires obtenus en Allemagne dans certains essais d'alimentation mélassée.

On sait aujourd'hui que la composition des mélasses provenant des différentes usines françaises est peu différente ; d'ailleurs nous verrons plus loin, comment dans le produit dont nous ferons une étude spéciale, les substances anormales qui pourraient se rencontrer éventuellement en petite quantité voient leur effet nuisible corrigé.

Nous pouvons ramener aux données approximatives suivantes la composition moyenne d'une mélasse :

```
Sucre................................   45
Matières organiques non azotées......   14
Matières organiques azotées.........    6
Matières minérales.................     10
Eau................................     25
                      Total...........  100
```

Matières non azotées. — Nous n'avons rien à ajouter à ce que nous avons dit au sujet du sucre, qui forme la majeure partie de la mélasse.

En ce qui concerne les matières organiques non azotées, il y aurait à donner de si longs développements, si nous voulions en détailler la nature et le rôle exact ou plutôt ce que nous en connaissons, que le lecteur nous aurait quitté depuis longtemps avant que nous en fussions venu à bout. Il n'y a pas d'exemple de produit plus complexe que la mélasse, au point de vue de la chimie pure.

Cependant adoptant les conclusions du travail de MM. Alquier et Drouineau (1) et arrondissant leurs chiffres pour simplifier, nous décomposerons ainsi les 14 o/o de matières organiques non azotées :

---

1. Alquier et Drouineau. *Glycogénie et alimentation rationnelle au sucre*, t. II, p. 227.

Glucose, galactose....................................... 1,5o
> (Ce sont des sucres qui se comportent dans l'or-
> ganisme comme le sucre ordinaire).

Pentosanes 5,4o
> (On connaît mal leur mode d'utilisation).

Acides organiques volatils........................... 2,14

Acide lactique 1,7o

Acides organiques divers non détermines 3,26

14,00

(Ces acides peuvent être utilisés dans l'organisme comme des hydrates de carbone, pour la plupart du moins.)

Matières azotées. — Quant aux matières azotées, il est essentiel de considérer que ce sont des *amides* et non des *matières protéiques* ; elles ne doivent pas entrer dans la ration au titre de matières azotées.

La prudence du moins conseille d'agir ainsi, car en effet on ne sait pas le rôle exact de toutes les matières azotées de la mélasse ; on est d'ailleurs loin de connaître entièrement tous les corps auxquels on a affaire ; seule la présence de l'asparagine et celle de la bétaïne sont assurées.

Or, il semble bien établi que dans une certaine mesure, l'asparagine peut être considérée comme un aliment d'épargne vis-à-vis des albuminoïdes.

D'après les recherches de Chomsky, « l'asparagine exerce une action favorable sur les fonctions digestives et particulièrement sur l'utilisation dans le tube digestif de la cellulose et de la protéine des fourrages fibreux ».

De même Bahlmann et Bruskin ont fait voir nettement ce rôle d'agent d'épargne vis-à-vis des matières albuminoïdes.

Ce qui est non moins douteux, c'est que les amides sont digérées et cèdent de la chaleur à l'organisme, mais en cèdent relativement peu, quatre fois moins environ qu'un poids égal de glucose.

Mais ce qui fait le grand intérêt des amides, c'est l'action excitante qu'elles exercent sur la nutrition de l'animal, nettement établie par les expériences de Pothast, de Wreske, etc. ; et notons bien qu'il s'agit ici d'une « excitation de la nutrition », ce qui est bien différent d'une excitation de l'animal.

Nous ne pouvons nous étendre davantage sur ces points, en somme un peu théoriques ; ils nous permettent cependant d'entrevoir une explication facile des résultats obtenus par Kellner dans ses grandes expériences d'alimentation sur le bœuf adulte, et qui peuvent se résumer ainsi :

« L'effet physiologique utile et le rendement de la mélasse dépassent de beaucoup ceux du sucre pur. »

Nous devons donc considérer comme doués d'un pouvoir alimentaire non douteux les matières azotées et les acides organiques, pentosanes, galactanes, etc., que renferme la mélasse.

Matières minérales. — La proportion relativement considérable de matières minérales que contient la mélasse, et principalement formée de sels alcalins où domine la potasse, a longtemps fourni matière à de nombreuses discussions ; on sait aujourd'hui que ces matières minérales n'interviennent que dans un sens parfaitement favorable à l'animal lorsque la ration en contient une dose normale.

La nécessité de maintenir une relation nutritive convenable fixe cette dose avec une marge très suffisante pour qu'on n'observe en pratique jamais d'accidents.

Bien entendu une substitution irrationnelle de mélasse amènerait des troubles dont l'excès de matières minérales pourrait être le facteur essentiel. M. Curot (1) a bien établi que le signe clinique auquel on reconnaît que la dose tolérée est dépassée est la polyurie, qui précède toujours la diarrhée.

Parmi les composés minéraux qui éventuellement peuvent se trouver dans les mélasses il faut citer les sulfites sur lesquels M. Saillard (2) a appelé l'attention en montrant qu'ils pouvaient entraver l'action des ferments solubles digestifs.

---

1. Curot. *Contribution à l'étude de l'alimentation mélassée.* Paris, 1902.
2. Saillard. *Préparation des aliments mélassés.* Paris, 1902

Nous montrerons précisément plus loin que les sulfites sont décomposés par l'acide humique de la mousse de tourbe, ajoutée à la mélasse dans la fabrication du produit mélassé, dont l'emploi est actuellement le plus rationnel et le plus répandu.

De même des mélasses contenant un excès d'alcali libre pourraient présenter des inconvénients. Le mode d'emploi de la mélasse dont nous parlerons plus loin corrige cet inconvénient.

En somme, à part la chaux et l'acide sulfureux, dont on peut modifier l'état ou qu'on peut éliminer. la mélasse ne contient que les matières minérales préexistant dans la betterave, et leur dose dans une ration mélassée bien constituée n'est pas excessive.

Nécessité de mettre la mélasse sous une forme
pratique pour sa distribution aux animaux

La mélasse est une masse poisseuse présentant
des difficultés de manutention pour ainsi dire insur-
montables : on ne peut ni la peser ni la mesurer
facilement. Or, en raison de sa grande valeur alimentaire sous un très faible volume, il est nécessaire
d'en donner aux animaux des quantités assez exactement dosées. Dès qu'il fait un peu froid il est très
difficile de la faire couler des tonneaux ; quand il fait
chaud ceux-ci suintent ; en résumé il est à peu près
impossible de la distribuer en nature dans les petites
exploitations et cela le devient absolument dans les
grandes.

La seule façon relativement pratique d'utiliser la
mélasse en nature consiste à en faire une solution
avec laquelle on arrose les fourrages.

Cette manière de faire présente les plus grands
inconvénients : la mélasse étendue d'eau fermente et
produit de l'alcool dont l'ingestion par les animaux

peut être des plus néfastes (1). C'est vraisemblable-
à cette méthode qu'on doit l'établissement de cette
légende, d'après laquelle il faut proscrire l'administration de la mélasse aux femelles en gestation.

En réalité c'est à l'alcool introduit sous forme
d'aliments fermentés que sont dus les accidents
observés.

Les heureux effets de l'alimentation sucrée en obs-
tétrique contredisent au contraire formellement cette
opinion (2).

En somme, l'agriculteur ne peut employer la
mélasse pure, comme le reconnaît avec bien d'autres
auteurs M. Malpeaux, à qui on doit les premiers
essais scientifiques faits en France avec la mélasse.

---

1. Dumont. *Compte rendu de la Société d'Alimentation
rationnelle du bétail*, 1903, p. 74

2. Au dernier Congrès Hippique. M. Lavalard, qui s'est
occupé spécialement de l'élevage du cheval, a formellement
recommandé l'emploi de l'alimentation sucrée pour les pou-
linières (*Compte rendu du Congrès hippique de 1905*,
p. 15).

Les Aliments mélassés

Dès que l'alimentation mélassée prit de l'importance on dut donc recourir à l'emploi de préparations dont le premier objet est de mettre le produit sucré sous une forme qui en permette facilement la manutention.

Mais le choix des substances à incorporer à la mélasse donne lieu à de nombreuses observations.

Le principe fondamental de l'alimentation rationnelle des animaux est la composition d'une ration bien définie. Ce problème ne peut être résolu que si la composition des denrées introduites dans la ration est elle-même parfaitement connue.

Or, dans un aliment complexe dans lequel entrent des denrées très variables, cette condition ne peut être remplie.

Il nous suffira de citer le passage suivant du rapport de M. Mallèvre, le distingué professeur de zootechnie de l'Institut agronomique, au Congrès de l'Alimentation rationnelle du Bétail en 1904 :

« Il est facile de se rendre compte que, pour être en mesure de procéder à la recherche des denrées alimentaires les plus économiques soit à l'aide de notre procédé, soit au moyen du procédé de Kellner ou même de celui de J. Kuhn, il est tout à fait nécessaire non seulement de connaître à peu près la composition chimique des aliments concentrés, mais aussi de pouvoir en supputer la digestibilité, de façon à faire le calcul des quantités approximatives de principes digestibles azotés, gras et hydrocarbonés qu'ils renferment. Or l'appréciation de la digestibilité n'est possible que si l'on connaît la nature exacte de l'aliment. Ce serait, par exemple, une tâche absolument impraticable que de vouloir évaluer la digestibilité des mélanges commerciaux dont on garantit seulement la teneur en principes nutritifs bruts, sans faire connaître en même temps la nature et la proportion exactes des diverses substances qui y figurent. Ce serait donc une tâche également impraticable que de vouloir évaluer dans ces mélanges commerciaux mal connus le prix de revient de l'unité nutritive. Autrement dit, l'agriculteur ne peut se rendre compte de la valeur économique que présentent pour lui ces mélanges. On ne saurait trop le mettre en garde contre l'achat de pareils mélanges, pour lui conseiller au contraire de s'adresser de préférence aux aliments concentrés, de nature bien définie, dont il lui est possible d'apprécier exactement la valeur. En tout cas si le bon marché apparent l'engageait à essayer l'emploi de mélanges alimentaires offerts dans le commerce, il ne devrait se résoudre à tenter l'expérience qu'à la condition que le vendeur garantît la nature exacte et l'exacte proportion des substances qui entrent dans leur fabrication. C'est, on le voit, la condamnation absolue des mélanges commerciaux à composition tenue secrète. »

Certains auteurs ont reproché à la mélasse de ne point contenir de matières albuminoïdes ; c'est en réalité, pour qui a recours à des rations bien établies, c'est-à-dire en rapport avec le régime des animaux, un avantage en faveur de ce produit. Il est en effet plus aisé de proportionner la ration aux besoins de l'animal, quand on dispose, d'une part, d'aliments azotés (grains ou tourteaux) et, d'autre part, d'un aliment non azoté comme la mélasse.

Enfin le plus gros inconvénient des mélanges complexes c'est qu'ils permettent, avec la plus grande facilité, l'introduction d'éléments sans valeur nutritive ou dangereux, balayures de greniers, déchets contenant le produit du nettoyage des denrées et où s'accumulent des graines dangereuses, aliments avariés, etc.

Ceci s'applique d'ailleurs aux tourteaux divers farine et guano de poisson et aux issues de céréales dont l'addition est imposée pour la dénaturation du sucre brut employé à la nourriture du bétail (1).

---

1. Voir la discussion sur ce sujet qui a eu lieu au dernier Congrès de l'Alimentation rationnelle du Bétail le 19 mars 1906.

En somme, l'addition la plus rationnelle à faire à la mélasse pour constituer un mélange mélassé, est celle d'une matière remplissant les conditions suivantes :

Absorber la plus grande quantité possible de mélasse de manière à faire du mélange quelque chose d'aussi peu différent que possible de la mélasse elle-même.

Être bien définie, de manière à rendre facile le contrôle de la composition du produit, garantissant ainsi l'acheteur contre toute variation dans sa valeur alimentaire.

C'est en se basant sur ces considérations que la Société des Raffinerie et Sucrerie Say, cherchant en 1901 à faire avec ses mélasses un produit d'application rationnelle à l'alimentation des animaux, après de longues et minutieuses expériences, arrêta son choix sur le *mélange de la mélasse avec la mousse de tourbe réduite en farine, dit mélasse-Say.*

Nous montrerons plus loin que la mousse de tourbe possède différentes propriétés qui justifient encore ce choix ; le produit résultant de ce mélange est d'ailleurs le seul fourrage mélassé auquel le *Patent Amt* allemand a accordé le brevet.

Pratiquée par une importante maison (1) en posses-

---

1. La Raffinerie Say est la plus importante raffinerie du

sion d'un outillage industriel perfectionné et d'une méthode de travail véritablement scientifique, la fabrication de ce produit peut d'ailleurs présenter toutes les garanties qu'on est en droit d'exiger quant à la régularité de sa composition.

———————

monde entier ; dans son usine du boulevard de la Gare à Paris elle raffine plus du 1/3 du sucre consommé dans toute la France.

La Mélasse-Say

La mousse de tourbe possède un pouvoir absorbant tout à fait extraordinaire, si bien que le produit résultant de son mélange avec la mélasse, livré à la consommation, en France, a sensiblement la composition suivante :

Mélasse ramenée à 44 o/o de sucre.... 86 à 87 o/o
Mousse de tourbe supposée sèche...... 13 à 14

Propriétés de la mousse de tourbe

La mousse de tourbe provient de la décomposition de divers végétaux, principalement de ceux qui appartiennent au genre *sphagnum*. Elle présente la composition suivante (matière supposée sèche) :

Cellulose brute................... 27.70
Cellulose saccharifiable, pentosanes. 5.60
Matières protéiques.............. 4.80
Cendres....................... 1.50
Matières humiques............... 60.40

Rappelons que les matières humiques sont des substances, dont la constitution chimique n'est pas exactement connue ; elles dérivent des hydrates de carbone (sucres, amidon, cellulose) par perte d'eau ; tandis que dans la constitution de l'hydrate de carbone, l'eau et le carbone se trouvent en proportion équimoléculaire, il y a un excès de carbone dans les matières humiques.

La composition de la mousse de tourbe est donc celle d'un végétal herbacé dont les hydrates de carbone les plus facilement hydrolysables ont disparu, faisant place aux composés humiques.

L'examen macroscopique et l'examen microscopique de la mousse de tourbe montrent bien d'ailleurs ses qualités de végétal herbacé : les éléments végétaux s'y trouvent pour ainsi dire intacts.

On voit, d'après l'analyse précédente, que, en dehors de son constituant essentiel, l'acide humique, sa composition la rapproche beaucoup des parties ligneuses des fourrages, sauf que sa teneur en cellulose brute est beaucoup plus faible.

La mélasse-Say est donc très riche en éléments digestibles, ainsi que cela ressort de l'analyse ci-dessous faite par M. Grandeau.

Composition de la mélasse-Say

Eau............................	19.00
Matières azotées..................	9.77
Matières amylacées...............	53.81
Matières grasses.................	0.34
Matières minérales...............	9.31
Cellulose, etc....................	7.77
	100.00
Sucre...........................	39.61
Matières azotées albuminoïdes.....	2.03

Son aspect physique est celui d'une substance pratiquement sèche, presque pulvérulente, ne poissant pas les doigts, ne s'attachant en aucune manière aux sacs et récipients quelconques.

En somme, *aucun aliment mélassé ne contient une aussi faible quantité de cellulose brute,* c'est-à-dire de matière indigestible ou difficilement digestible et on ne saurait en imaginer un semblable, d'origine végétale du moins.

Quant à sa teneur en mélasse réelle, qui dépasse 80 o/o, elle est supérieure de 30 o/o aux aliments mélassés les plus riches (1); ceux-ci ne contiennent en effet que 35 à 60 o/o de mélasse au maximum, la plupart en contiennent beaucoup moins.

En outre de ses merveilleuses qualités absorbantes, qui permettent avec une quantité exceptionnellement réduite de matière étrangère, d'obtenir un

---

1. Voir Curot, *Etude sur les aliments mélassés,* p. 27.

fourrage d'une manutention ne laissant absolument rien à désirer, la mousse de tourbe possède des qualités spéciales qui justifient son emploi de préférence aux autres substances végétales.

Propriétés de l'acide humique

La mousse de tourbe jouit, en effet, de propriétés particulières qui sont dues à sa teneur en acide humique.

On sait que Berthelot a montré l'existence de composés insolubles formés avec l'acide humique et les bases alcalines, que l'acide humique provienne du sucre ou de l'humus (1). Tout récemment, M. Berthelot a repris l'étude de la fixation des alcalis par l'acide humique, à laquelle l'éminent chimiste semble attacher une importance particulière (2) ; il a étudié à ce point de vue la matière humique des feuilles mortes des arbres forestiers qui se rapproche singulièrement de celle de la tourbe dont nous nous occupons.

L'action des matières humiques de la tourbe elle-même a fait l'objet d'une étude détaillée que nous ne

---

1. Berthelot. *Traité de Chimie Agricole*, page 137, t. IV
2. Berthelot. *Comptes rendus de l'Académie des Sciences*, 1905, p. 433, 793 et 1182.

reproduirons pas ici ; rappelons seulement que, en conformité des lois de la thermochimie, l'acide humique déplace les acides qui dégagent moins de chaleur que lui.

Nous avons fait voir précédemment l'utilité qu'il y avait à éviter la présence des sulfites dans la mélasse.

L'acide humique de la mousse de tourbe ajoutée aux mélasses déplace l'acide sulfureux qu'elles contiennent.

M. Saillard a constaté dans la fabrication de la mélasse-Say le dégagement d'acide sulfureux (1). divers chimistes ont étudié les propriétés chimiques particulières de la mousse de tourbe ; signalons seulement les travaux de Herzfeld, de Sidersky, etc. (2).

L'expérience simple suivante montre d'ailleurs avec une grande évidence la réalité de l'action de la mousse de tourbe :

Si nous prenons de la mélasse-tourbe préparée dans les conditions habituelles et que nous la traitons par l'eau de manière à dissoudre le sucre et les matières solubles, nous obtenons un résidu inso-

---

1. Saillard. *Préparation des fourrages mélassés*. Paris, 1902.

2. Herzfeld, Schrefeld et K. Stiepel. *Union de l'industrie sucrière allemande*. Vol. 52, f° 54.

luble présentant sensiblement l'aspect de la mousse de tourbe qui a servi à la fabrication du produit.

Mais ce résidu insoluble est très notablement différent de la tourbe initiale, par ce fait qu'il a une teneur en cendres incomparablement plus élevée.

En effet en ramenant les produits à l'état sec, on a en moyenne :

Cendres de la mousse de tourbe primitive.   . 1,5 o/o
Cendres de la mousse de tourbe provenant
    de l'épuisement de la mélasse-tourbe. . . 7,5 o/o

Il est donc hors de doute que la mélasse a cédé à la mousse de tourbe mise en contact avec elle, des éléments minéraux.

D'ailleurs, les indications que donnent le *goût* ne sont pas moins probantes que les expériences analytiques.

La saveur saline désagréable est en effet corrigée d'une façon incontestable par l'addition de mousse de tourbe.

Si nous faisons de la mélasse tourbe avec un certain poids de mélasse et que nous épuisions ensuite le produit complètement par l'eau de façon à former un certain volume de solution ; si d'autre part nous prenons le même poids de la même mélasse et que nous en fassions une dissolution ramenée au même volume, nous observons que la première solution (mélasse qui a subi l'action de la mousse de tourbe) a un bien meilleur goût que la deuxième (mélasse qui n'a pas subi l'action de la mousse de tourbe).

L'analyse chimique des deux solutions montre bien d'ailleurs que la première contient moins de sels que la seconde.

Ainsi l'*action améliorante de la mousse de tourbe sur la mélasse* à laquelle on l'incorpore est bien établie.

Il y a là un point théorique intéressant ; sa portée pratique est d'ailleurs relativement faible en présence des grands avantages qui résultent du pouvoir absorbant de la mousse de tourbe et que mettent en évidence les observations suivantes :

D'après M. L. Grandeau :

« La valeur diététique de la tourbe mélassique dans l'alimentation du porc à l'engrais ne peut être mise en doute ; les fèces du porc ont une consistance et une régularité qu'elles ne possèdent que sous l'influence de la meilleure alimentation.

« Dans une porcherie alimentée à la tourbe mélassique, l'odeur butyrique désagréable bien connue des fèces du porc n'existe pas, soit qu'il ne se produise pas d'acide butyrique dans le tube digestif, soit que les émanations odorantes des fèces soient absorbées par la tourbe. Quoi qu'il en soit, l'action favorable de la tourbe est manifeste » (1).

---

1. L. Grandeau. *Le sucre dans l'alimentation de l'homme et des animaux*. Paris, 1902.

D'autre part dans son intéressante communication au Congrès de l'Alimentation rationnelle du bétail, en 1902, M. Curot, médecin vétérinaire, dit :

« La propriété en quelque sorte caractéristique de la tourbe est son pouvoir absorbant considérable, aussi bien pour les gaz que pour les liquides ; cette propriété qu'elle possède à un degré plus élevé que tout autre produit végétal est liée à sa porosité ; c'est d'ailleurs la raison des emplois habituels des variétés ordinaires de la tourbe.

« Cette propriété joue un rôle capital dans l'application spéciale qui nous occupe, en absorbant les gaz que les aliments produisent dans l'appareil digestif.

« Son effet salutaire est comparable à celui de la poudre de charbon dont l'usage est constant comme régulateur des digestions difficiles en absorbant les gaz qui distendent les organes. Ce produit est donc un véritable désinfectant de l'appareil digestif.

« Les recherches du professeur allemand Mœrcker, qui a pratiqué un grand nombre d'autopsies d'animaux nourris avec de la mélasse-tourbe, ont montré qu'il ne se produisait jamais d'accumulations du produit non digéré ; en effet, la tourbe mélassique étant saturée de mélasse ne peut, comme ferait la tourbe seule, matière spongieuse, absorber les sucs digestifs et entraver les fonctions de la digestion. »

Dans le même Congrès, M. Garola, professeur

départemental d'agriculture d'Eure-et-Loir, a fait une communication dont nous extrayons les lignes suivantes, particulièrement intéressantes par ce fait que l'auteur fit son rapport à la suite d'essais comparatifs de divers produits mélassés :

« Si la tourbe est inerte c'est un merveilleux absorbant de la mélasse.

« La tourbe mélassée est un aliment qui se présente sous un état physique très satisfaisant, et par suite son emploi est très facile. Les chevaux le mangent avec avidité et leur santé comme leur travail ne laissent rien à désirer.

« Malgré une importante diminution dans les frais de nourriture, les chevaux qui exécutent un travail très dur sont toujours en parfait état. Ils ont le poil très brillant et ne sont nullement vidés par la quantité importante de mélasse qu'ils consomment ; ils n'ont plus de coliques et mangent leur ration avec très bon appétit. »

Nous pourrions encore citer de nombreux exemples, montrant, d'après des expériences faites à l'étranger, que l'adjonction de mousse de tourbe à la mélasse ne donne lieu qu'à des observations favorables au point de vue de la facilité de digestion. Nous reviendrons, d'ailleurs, plus loin sur ce point, quand nous montrerons les résultats obtenus dans des applications qui sont d'une portée singulièrement plus grande que celle des expériences scientifiques, étant donné qu'elles portent sur des milliers de chevaux.

Tous les avantages qui résultent de la nature même de la mélasse s'appliquent à la mélasse-Say.

Nous examinerons dans les chapitres suivants les conditions de son emploi pour les différentes espèces animales.

II

Alimentation du cheval à la mélasse-Say

C'est surtout pour le cheval que l'alimentation à la mélasse-Say est tout indiquée, puisque, ainsi que nous l'avons vu, cette substance apporte la source la plus économique de l'énergie.

Nous n'avons pas à développer ici les principes de la substitution alimentaire ; nous renvoyons à ce sujet à l'excellent ouvrage de MM. Dechambre et Curot, *Les aliments du cheval* (Asselin et Houzeau. Paris, 1903).

Rappelons seulement la donnée fondamentale suivante :

Un cheval de 5oo kilogrammes soumis à un fort travail qui exige la production de 2.16o.ooo kilogrammètres doit recevoir en principes immédiats digestibles :

Protéine......................	1.4oo gr.
Graisse......................	45o »
Matières hydro-carbonées........	5.5oo »

Cette base est un guide suffisant pour éviter les erreurs qui, ne l'oublions pas, seraient toujours graves.

Pour citer des rations pratiques contenant de la mélasse, il nous suffira de les emprunter au plus récent document que nous connaissions, le rapport de M. Cagny, membre de la Société centrale de Médecine vétérinaire, présenté au dernier Congrès international vétérinaire de Budapest en septembre 1905.

Rations de la Compagnie générale des Omnibus

Ration générale :

Avoine.....................	3	kil.	282
Maïs.......................	3	»	750
Féverolles	0	»	468
Mélasse-Say.................	2	»	000
Paille hachée...............	3	»	000

Par rapport à l'ancienne ration, il y a substitu-tion poids pour poids de 2 kilogrammes de mélasse Say au mélange de grains avoine et maïs.

Cela constitue depuis plusieurs années la ration normale des 14.000 chevaux de la Compagnie géné-rale des Omnibus. Notons que 250 chevaux (faisant le service de la ligne de tramways La Chapelle-Square Monge) reçoivent 3 kilos de mélasse-Say, se substituant à 3 kilos d'avoine, ce qui montre que cette quantité peut être atteinte sans inconvénient.

M. A. Baudouin, vétérinaire à Thouars, donne à ses

chevaux (500 kilos et 490 kilos) les rations suivantes :

Le matin { 2 litres d'avoine (soit 1 kilo.)
{ 800 grammes mélasse-Say.

A midi { 1 litre avoine (soit 500 gr.)
{ 200 grammes mélasse-Say.

Le soir { 3 litres avoine (soit 1 kg. 500).
{ 800 grammes mélasse-Say.

Soit au total 1 kgr. 800 à 1 kgr. 900 de mélasse-
Say en remplacement de 4 litres d'avoine.

Ce praticien écrit :

« Depuis sept mois qu'ils sont à ce régime, mes
chevaux se sont bien comportés ; ils n'ont rien perdu
de leur embonpoint et si au départ ils ont moins
de cette fougue qui ne prouve rien, ils ont acquis en
revanche un fond, une *résistance à la route* que je ne
leur connaissais pas avec leur ancienne ration
d'avoine qui était pourtant supérieure de 4 litres à
celle d'aujourd'hui. »

En résumé on peut donner aux chevaux de
500 kilos une quantité de mélasse-Say que les divers
praticiens qui ont expérimenté ce produit fixent d'un
commun accord de 1 kgr. 500 à 2 kilos en remplacement d'un égal poids d'avoine.

Bien entendu, on fait la substitution peu à peu de
manière à ce que les chevaux s'y habituent. La plupart en sont de suite très friands.

Propriétés condimentaires de la mélasse-Say

En écrivant cette notice pour les hommes de science que sont les vétérinaires, il est fort loin de notre pensée de vouloir méconnaître la valeur de toutes les données scientifiques qui servent de base à l'alimentation mélassée.

Cependant, un fait très simple et d'observation courante nous paraît avoir une importance aussi grande qu'aucune théorie pour justifier l'emploi du produit que nous étudions.

Dans les grandes cavaleries où on distribue de la mélasse-Say les mangeoires sont bientôt intégralement vidées par tous les animaux sans exception.

Il est loin d'en être toujours ainsi avec toute autre alimentation.

Il n'est pas rare avec des denrées ordinaires, dans le cas d'une fatigue un peu forte, de voir le cheval laisser plus de 1 kilogramme d'aliments dans sa journée sur une ration totale de 8 à 9 kilogrammes.

C'est un point qui avait frappé M. Lavalard, administrateur délégué de la Compagnie générale des

Omnibus, dès le début de ses essais d'alimentation avec la mélasse-Say puisqu'il dit en 1902 (1) :

« Les animaux ne laissaient plus absolument rien de leur ration ce qui n'avait jamais été constaté avec la consommation de la ration journalière ordinaire. »

Ce rôle condimentaire (2) de la mélasse a donc une importance considérable : il rend l'absorption de la totalité de la ration agréable à l'animal et il est bien établi que ce qui se mange avec plaisir se digère avec facilité.

C'est là un principe dont on méconnaît trop l'importance, qu'il s'agisse d'animaux soumis à un travail excessif et qui se dépriment faute de pouvoir s'alimenter facilement, ou d'animaux à l'engraissement chez lesquels arrive bientôt la satiété.

Les propriétés condimentaires de la mélasse-Say sont encore précieuses pour ramener à la santé les chevaux débilités pour une cause quelconque, chez lesquels la suralimentation est nécessaire.

---

1. *Compte rendu de la Société d'Alimentation rationnelle du Bétail*, 1902, p. 96.

2. Le rôle condimentaire de la mélasse est plus grand que celui du sucre ; à la saveur propre de cette substance s'ajoutent pour plaire à l'animal celle des acides amidés, celle des sels à acides organiques et celle, légèrement amère, des corps caraméliques.

L'action condimentaire de la mélasse est, bien entendu, très supérieure à celle des plantes aromatiques, véritables médicaments dont l'animal se lasse bientôt d'ailleurs, puisqu'il s'agit d'un condiment qui est en même temps un aliment.

Au point de vue économique il y a donc deux avantages : d'une part substitution d'un aliment bon marché à une partie de la ration, d'autre part utilisation de la totalité de la ration.

Il y a longtemps que l'action condimentaire de la mélasse est connue et mise à profit pour faire consommer des fourrages avariés ; inutile d'insister sur la valeur de ce mode d'alimentation, mais n'oublions pas que cette propriété condimentaire de la mélasse peut être utilisée pour permettre l'adjonction dans les mélanges mélassés complexes d'aliments avariés qui sont vendus chers et peuvent présenter les plus grands dangers.

C'est une grave infériorité des produits dans lesquels diverses denrées sont associées à la mélasse, au regard de la mélasse-Say, que nous avons montré pour ainsi dire exclusivement formée de mélasse pure.

Action sur l'appareil respiratoire

Parmi les avantages du régime mélassé il en est un
bien connu sur lequel il n'y a plus à insister, c'est
l'action efficace sur l'appareil respiratoire.

Rappelons seulement, ce que dit sur ce sujet
M. Curot dans son excellente étude de 1902 :

« Il convient de signaler les avantages précieux de
ce régime pour les chevaux poussifs, l'observation
ayant montré, depuis longtemps, l'efficacité des
matières sucrées dans le cas d'emphysème pulmo-
naire.

« Les observations ci-dessous ne laisseront aucun
doute à ce sujet, étant donnée la haute autorité scientifique des auteurs.

« M. Trasbot recommandait, il y a longtemps, l'introduction des mélasses dans l'alimentation du cheval pour combattre la pousse. La mélasse facilite la
respiration, régularise le rythme respiratoire altéré
par la pousse et donne aux animaux, avec un poil
brillant, les apparences de la santé.

« M. Cornevin déclare que la mélasse n'agit pas
seulement comme aliment, mais que c'est aussi un
véritable agent thérapeutique efficace dans les cas si

communs d'altération du rythme respiratoire qu'on
désigne sous le nom de pousse. On savait depuis
longtemps que le miel et le sucre améliorent l'état
des chevaux poussifs, mais, dans le courant du siècle
dernier, plusieurs praticiens parmi lesquels il faut
citer MM. Mannechez, vétérinaire à Arras, et Decrom-
becque, agriculteur à Lens, ont démontré combien
est agissante sur la pousse l'alimentation au fourrage
haché, additionné de mélasse.

« M. Dechambre, dans son remarquable rapport au
Congrès de l'Alimentation, en 1899, cite les avantages résultant de l'emploi des matières sucrées dans
le régime hygiénique et thérapeutique des chevaux
emphysémateux. »

Enfin M. Loiseau, vétérinaire à Couilly, écrit :

« Les affections chroniques sont très avantageusement modifiées ; les laryngites et bronchites chroniques, la pousse ou la toux si fréquente chez les animaux sensibles aux refroidisements sont combattus
très efficacement par la mélasse. »

Action sur le système pileux

L'action du régime mélassé sur le système pileux des chevaux a été reconnue par tous ceux qui se sont occupés de la question : l'aspect de la robe est modifié avantageusement, le poil est brillant, soyeux.

Nous n'avons pas à rechercher ici quelle est la cause de cette action : considérons-la seulement comme un indice de l'état général satisfaisant des animaux.

Il semble que cette question d'aspect soit peu importante au premier abord et ne puisse entrer en ligne de compte, tout au moins dans les grandes exploitations où on ne s'inquiète que de ce qui se peut chiffrer.

Cependant ce point secondaire peut prendre dans certains cas une importance réelle.

L'impression qui se dégage du seul aspect des animaux peut agir beaucoup sur l'appréciation qui est faite à première vue d'une cavalerie.

Il est certain que, lors d'un inventaire, des experts seraient unanimes à attribuer une plus-value à des chevaux qui présenteraient, du fait de leur nourriture mélassée, l'aspect de bonne santé caractérisé par une belle robe.

La mélasse-Say amène la suppression presque complète des cas de coliques

Le rôle préventif de la mélasse dans les affections intestinales mérite de retenir tout particulièrement l'attention du praticien.

Il est inutile d'insister longuement sur l'importance de la question des coliques ; elle est, dans certaines exploitations une véritable cause de ruine, pour toutes une préoccupation de tous les jours.

On sait que dans l'armée, malgré des soins vétérinaires constants, et avec des rations assez faibles, la mortalité par les coliques atteint environ le tiers de la mortalité totale.

Dans la pratique courante on peut dire que les coliques sont le plus grand sujet de dérangements intempestifs pour le vétérinaire et sa plus sérieuse source d'ennuis.

Or, la diminution des cas de coliques sous l'influence du régime mélassé s'est fait sentir sans exception dans tous les essais.

Au début même de l'emploi de la mélasse-Say à la Compagnie générale des Omnibus, cet effet se

manifeste, et dès 1902 M. Lavalard ne craignait pas
d'affirmer que le nombre des coliques avait très sensiblement diminué sous l'influence de ce régime.

Dans son ouvrage *Le Sucre dans l'Alimentation
des Animaux* (1), M. Curot dit à propos du rôle préventif du sucre dans les affections intestinales :

« Dans cette précieuse propriété, le rôle propre du
sucre doit être évidemment fort important ; cependant, il semble bien qu'une partie doive être rappor-
tée à la mélasse, car c'est surtout dans des essais
d'alimentation avec ce produit que des améliorations
considérables ont été constatées. »

Cette importante question ayant été traitée au
Congrès de l'Alimentation rationnelle du Bétail en
1903, nous rapporterons les paroles suivantes pro-
noncées par M. Lavalard, et qui résument bien la
question, en même temps qu'elles fournissent des
faits observés une explication qui fut unanimement
approuvée :

M. Lavalard après avoir indiqué la composition
des rations avec la mélasse-Say comparativement
aux anciennes rations dépourvues de sucre, dit en
parlant de cette substitution (2):

---

1. Curot. *Le sucre dans l'Alimentation des Animaux.*
Laveur, éditeur, Paris, 1904.

2. *Compte rendu du VIIe Congrès d'Alimentation rationnelle du Bétail,* 1903, page 56.

« Non seulement, elle nous a amenés à une bonne composition de ration, mais encore a fait disparaître chez le cheval un accident qui est certainement très fréquent et qui amène souvent sa mort. Je veux parler des coliques intestinales.

« Les indications données par M. Curot sont des plus exactes ; le nombre des coliques diminue considérablement, c'est un fait qui a été constaté par tous les expérimentateurs, aussi bien par les Français que par les étrangers et surtout les Allemands. Il y a une raison à cela : vous savez combien est développé l'intestin du cheval, et lorsque vous donnez des rations composées d'une grande quantité de grains et de fourrages, il faut toujours un certain temps pour que ces matières alimentaires parcourent toutes les parties du tube digestif et subissent les différentes transformations pour fournir les éléments nécessaires à l'entretien de l'animal et la somme de travail demandée. »

Après avoir montré le gros avantage qui consiste, par l'emploi d'un aliment évitant l'accumulation des denrées dans l'intestin, à diminuer la masse que le cheval doit porter (pouvant atteindre 5o à 6o kilos) M. Lavalard ajoute :

« Je vous dirai que les autopsies assez nombreuses faites depuis deux ans sur des chevaux nourris à la mélasse, ont révélé que les intestins étaient, en général, libres et ne retenaient pas cette quantité considérable d'aliments qui explique les déchirures d'es-

tomac ou d'intestin. Ces accidents disparaissent
aujourd'hui. Je tenais à vous donner ces indications
pour bien établir que l'emploi du sucre a permis
d'établir une donnée scientifique de la ration et de
prouver que la ration massive ne devait pas être
employée pour les chevaux qui travaillent aux grandes allures. »

Au Congrès de 1903, M. Curot a communiqué (1)
une statistique des cas de coliques montrant leur
diminution sous l'influence de la mélasse.

Sa statistique porte sur 1.600 chevaux et sur une
période de trois années.

L'aliment mélassé a été donné en supplément ; le
reste de la ration n'a pas varié, les chevaux ont été
soumis au même travail industriel intensif. Ainsi
toutes les conditions ayant été les mêmes, l'influence
de la mélasse et même de la nature du produit mélassé
est bien manifeste.

Le tableau suivant indique les *cas de coliques* et
les *cas de mortalité due aux coliques*, par mois, pendant les divers régimes :

	Cas de coliques	Cas de Mortalité due aux coliques
Régime sans mélasse..........	21,00	7,81
Produit A, 5o o/o de mélasse..	18,33	6,33
Produit B, 5o o/o de mélasse..	8,44	4,00
Mélasse-Say.................	6,33	2,00

---

1. *Compte rendu du VIIe Congrès de la Société d'Alimentation rationnelle du Bétail.* Paris, 1903.

M. Lavalard a fait, à la Société centrale de Médecine vétérinaire, une communication très documentée dans laquelle il montre par des chiffres la diminution des maladies de l'appareil digestif coïncidant avec l'introduction de la mélasse-Say dans la ration de ses animaux (1).

Les principales maladies examinées sont la congestion intestinale, le volvulus, les torsions du côlon, de l'intestin grêle, du mésentère, les déchirures du côlon, de l'estomac, du diaphragme.

L'auteur a lui-même, au Congrès de l'Alimentation rationnelle du Bétail de 1904, résumé les résultats obtenus par l'alimentation à la mélasse-Say et après avoir montré d'une part que le travail des chevaux avait augmenté, tandis que le prix de la ration était passé de 2 fr. 25 ou 2 francs dans les années favorables à 1 fr. 75, il ajoute touchant la mortalité :

« Une chose digne également de remarque, c'est qu'en 1898 nous avions perdu sur cet effectif 5,42 o/o, surtout du fait de coliques et de pneumonies. L'année 1899 a été tout à fait exceptionnelle au point de vue sanitaire : la mortalité s'est abaissée à 2,04 o/o. En 1900 elle remonte à 4,76 et enfin pour 1901 et 1902 elle n'est plus que de 1,68 et de 1,36 . »

Aussi nous voyons que les cas de mortalité dimi-

---

1. *Bull. de la Société centrale vétérinaire*. Séance du 14 avril 1904.

nuent d'environ 70 0/0 par l'emploi de l'alimentation
à la mélasse-Say, d'après des statistiques portant sur
environ 15.000 chevaux.

Il est facile de chiffrer, suivant la valeur marchande
des chevaux, ce que dans une exploitation un peu
importante l'emploi de ce mode d'alimentation pourra
faire ressortir de plus-value en fin d'exercice sur le
capital-cavalerie du fait de la diminution de la
mortalité ; et on ne manquera pas d'attribuer cette
situation favorable à la vigilance du vétérinaire.

Enfin, la diminution de la morbidité par coliques
que nous avons vu passer de 20 à 6, entraîne une
diminution du nombre des indisponibles et partant la
possibilité de réduire les effectifs dans une mesure
extrêmement importante, ce qui se traduit aussi bien
par une diminution du capital engagé que par une
diminution des frais généraux.

La pratique vétérinaire, en dehors des grandes
exploitations parisiennes, indique aussi nettement les
avantages de la mélasse-Say au point de vue des
affections digestives. Citons notamment cette communication inédite de M. A. Loiseau, l'éminent praticien
dont nous avons déjà parlé :

« Il est de fait que les chevaux qui en reçoivent
dans leur alimentation sont en meilleur état tout
en fournissant un travail plus pénible ; mais en
dehors de cet avantage qui n'est pas mince, la mélasse agit encore sur la digestion qu'elle favorise et

les coliques sont beaucoup moins fréquentes, surtout les coliques d'indigestion ; dans ma clientèle j'ai des exemples de jeunes chevaux atteints très fréquemment de coliques, l'usage alimentaire de la mélasse les en a guéris complètement ; à ce point de vue, je ne crains pas de dire qu'elle joue un rôle merveilleux. »

Enfin nous devons à l'obligeance de M. A. Baudouin, vétérinaire à Thouars (Deux-Sèvres), la connaissance de l'intéressante observation suivante :

« Un exemple typique de cette dernière propriété de la mélasse-Say m'a été fourni par une jument faisant un service de voiture. Cette bête, déjà âgée, avait « le boyau tendre », comme on dit vulgairement. Elle évacuait fréquemment en cours de route, à tel point même qu'il lui arrivait quelquefois d'être prise de diarrhée à sa rentrée à l'écurie. Depuis qu'elle a été mise à la mélasse-Say elle n'évacue pas plus qu'une autre et les troubles digestifs dont elle était atteinte, naguère, au cours de chaque sortie, ont totalement disparu ».

Alimentation du cheval d'armes
et du pur sang à la mélasse-Say

L'alimentation mélassée qui a produit des résultat économiques si avantageux dans les cavaleries industrielles, a déjà été appliquée depuis de nombreuses années dans la cavalerie des armées étrangères.

C'est sous forme de *molassine* (nom que porte à l'étranger le produit appelé en France mélasse-Say) que l'application de la mélasse aux chevaux des armées étrangères a été faite le plus souvent.

Nous trouvons en effet dans le manuel pour l'alimentation des chevaux militaires, à l'usage des officiers allemands :

« Comme la tourbe mélassique augmente l'appétit, stimule la digestion, il est particulièrement recommandé de donner cette nourriture après les manœuvres d'automne pour prévenir les coliques. » (*Instructions pour la nourriture des chevaux de service*).

En France une opinion singulière s'est accréditée, à savoir que le sucre ou la mélasse, aliments bons pour des chevaux ordinaires attelés à un omnibus ou à un camion, ne pouvaient convenir pour le cheval de guerre qui doit toujours être en forme.

Ce que l'on sait du rôle alimentaire du sucre, aliment de l'énergie par excellence, prouve que c'est surtout pour le cheval à qui on demande tout à coup un gros effort, que l'alimentation sucrée est particulièrement indiquée.

Les magnifiques raids dans lesquels le sucre et la mélasse ont joué un si grand rôle sont venus montrer tout le parti que le cheval d'armes pourrait, au contraire, tirer de la mélasse.

Cette question a été suivie de trop près par tous ceux qui s'intéressent au cheval pour que nous en fassions ici une étude nouvelle.

Qu'il nous suffise de citer le mot du lieutenant Beausil, le vainqueur du raid Paris-Deauville (qui le premier employa la mélasse pour l'alimentation de ses chevaux à l'entraînement) : « Mon *doping* c'est le sucre. »

Les expériences si nombreuses faites sur l'influence de l'alimentation sucrée dans les sports ont montré avec évidence la nécessité de généraliser son emploi chaque fois que l'on demande à l'organisme un grand effort en un temps donné. M. Curot a montré, dans un chapitre intitulé *prophylaxie de la fatigue* (1), que le rôle de l'aliment sucré était surtout d'apporter à l'organisme de l'énergie potentielle sans lui imposer une surcharge corrélative de déchets que les

______

1. *Le Sucre dans l'Alimentation des Animaux*, loc. cit.

émonctoires (rein, poumons, peau) peuvent ne pas éliminer suffisamment.

C'est surtout dans l'entraînement du cheval de course que ce principe trouve son application.

On sait que le plus grand obstacle que l'on rencontre dans l'élevage du pur sang est dû à la difficulté de le suralimenter. Le rôle condimentaire de la mélasse dont nous avons parlé longuement, montre bien que la mélasse Say est tout indiquée dans l'écurie de courses ; quel que soit l'attachement que l'on conserve à l'avoine, on ne peut méconnaître que le remplacement d'une partie de la denrée classique est possible et avantageux jusqu'à concurrence de 1 kilogramme ou 1 kgr. 500 comme l'indiquent MM. Curot et Fournier (1) dans leur ouvrage sur le pur sang. Un grand nombre d'entraîneurs de Chantilly et de Maisons-Laffitte emploient depuis plusieurs années la mélasse-Say pour les chevaux à l'entraînement et ont obtenu d'excellents résultats.

Notons que la mélasse-Say *qui se conserve pendant de longs mois sans la moindre altération* peut être transportée tout aussi bien que l'avoine et suivre les chevaux pendant leurs déplacements ; il n'y aura donc jamais de difficultés d'approvisionnement et on n'aura pas à craindre, du fait de son emploi, de voir changer le régime des chevaux au moment des épreuves.

---

1. Curot et Fournier. *Le Pur Sang*, p. 712. Laveur, Paris, 1905.

III

La mélasse-Say dans l'alimentation des bêtes bovines

Pour montrer quelle est la valeur de la mélasse au point de vue de la formation de la viande chez le bovin à l'engrais, il suffit de se reporter au tableau qui résume les expériences de Kellner :

	Quantités de viande et de graisse fixées par 1 kilo de substance digestible.
Paille de froment...............	68 gr. 2
Foin de pré....................	159 » 7
Amidon.......................	217 » 2
Mélasse......................	264 » 9

Bien entendu, dans la ration comprenant de la mélasse, le besoin minimum d'azote doit être satisfait. Dans les rations types indiquées par Kühn, la relation nutritive varie ainsi suivant les périodes d'engraissement :

Première période...............	1/7,31
Principale période...............	1/5,87
Dernière période...............	1/6,37

Les expériences qui ont mis en évidence les bons

effets du régime mélassé pour les bœufs, sont celles de la sucrerie de Guhrau (1895-1896).

Les bœufs ont reçu une quantité de *molassine* (même produit que la mélasse-Say) qui, partant de 1 kilogramme a été fixée à 2 kgr. 500 par jour et par tête. « Les bœufs ont pris une allure excellente à la herse et à la charrue comme à la voiture. »

« Le poil a pris un bien meilleur aspect à ce régime. »

Dans le rapport de M. Cagny, que nous avons déjà cité, les rations suivantes sont mentionnées :

Expériences de Christiani Kerstenbruch.

Mélasse...................	3 kgr.
Tourteau de colza........	1 kgr.
Foin.....................	3 kgr. 250
Paille...................	2 kgr.

Rations de M. Nicolas à Arcy :

Ancienne nourriture		Nourriture à la mélasse	
Betteraves......	35 kgr.	Paille de blé.....	5 kgr.
Son.............	2	Son et remoulage.	5
Foin...........	2,50	*Mélasse*.........	1.500
Tourteau........	2	Betteraves.......	10
Paille d'avoine ou			
de blé........	6	Paille d'avoine....	3

En résumé, on peut employer pour les bœufs de travail et par 1000 kilos de poids vif, 4 à 5 kilogrammes de mélasse-Say et pour les bêtes à l'engrais 5 à 6 kilogrammes.

En ce qui concerne les vaches laitières l'emploi de la mélasse-Say est parfaitement indiqué.

En France, certaines expériences faites avec la mélasse dans l'alimentation des vaches laitières n'ont pas donné de résultats économiques.

Il faut reconnaître qu'un simple examen de la ration a fait voir, que dans ces cas, le besoin minimum d'azote n'était pas satisfait.

C'est surtout à propos de l'alimentation des vaches laitières que se montre la supériorité de la mélasse sur le sucre pour des raisons que nous avons développées, page 16. Les expériences de Kamm, à Poppelsdorf, le montrent bien.

Les animaux ayant reçu 3 kilogrammes de sucre sous forme de sucre roux ou sous forme de mélasse, ont donné les suppléments de rendement suivants :

	Lait	Beurre
Vaches recevant du sucre. . . .	16 l. 95	0 kgr. 665
Vaches recevant de la mélasse. .	19 l. 17	0 kgr. 734

En somme la mélasse-Say peut remplacer sensiblement poids égal de grains ou de son dans la ration bien calculée de la vache laitière ; elle ne peut remplacer qu'une quantité un peu inférieure à son propre poids des tourteaux très azotés.

C'est surtout avec la vache qu'on doit proscrire l'introduction de la mélasse en nature dans la ration. Celle-ci étant généralement mise sous forme d'une dissolution dont on arrose le fourrage, il y a danger de fermentation alcoolique.

Chez la femelle en gestation l'alcool détermine les plus mauvais effets sur le produit de la conception (avortements, etc).

La nourriture hygiénique de la vache laitière (1) a une grande importance à cause de l'influence des aliments sur la qualité du lait ; les inconvénients d'une mauvaise nourriture sont graves lorsque le lait est destiné aux jeunes enfants.

Dans des milieux médicaux on commence à s'en préoccuper.

En dehors de la question de rendement en lait ou en beurre l'emploi de mélasse-Say présente d'énormes avantages aussi bien au point de vue de l'hygiène des animaux que de l'hygiène humaine.

---

1. Dr Marfan. *Bulletin de la Société de Pédiátrie*, nov. 1902, p. 339.

Quillard. *Bulletin de la Société d'Alimentation rationnelle de l'Homme.* 1905, p. 112.

La mélasse-Say
dans l'alimentation du mouton

L'alimentation intensive du mouton, de plus en plus indiquée, nécessite comme pour les autres espèces animales l'emploi d'aliments concentrés parmi lesquels la mélasse-Say se recommande spécialement.

L'alimentation mélassée du mouton à l'engrais est particulièrement favorable, puisque, d'après les expériences de M. Brayé on a d'aussi bons résultats avec une relation nutritive de 1/8 qu'avec une relation de 1/4 ou 1/5.

On trouvera dans l'ouvrage de M. Curot (1) les relations des expériences de Ramm à Bonn, de celles de Guland à Halle, de Dickson et Malpeaux, de Lambert, etc.

Celles d'Albert à Lanchstadt sont extrêmement intéressantes.

Elles ont eu pour but de comparer l'alimentation à la mélasse en nature avec l'alimentation à la mélasse incorporée à la mousse de tourbe.

---

1. Curot. *Le sucre dans l'alimentation des animaux*, p. 367.

L'expérience qui a duré six mois a montré que l'augmentation était pour chaque lot de quinze bêtes :

A la mélasse en nature..... 268 kgr. 5

A la mélasse incorporée à la

mousse de tourbe.......... 288 kgr.

La quantité de mélasse-Say à donner pour les moutons à l'engrais est de 0 kgr. 250 par tête et par jour.

La mélasse-Say dans l'alimentation du Porc.
Influence sur la qualité des viandes

Nous avons montré, page 33, l'opinion de M. Grandeau sur la valeur de la mélasse associée à la mousse de tourbe dans l'alimentation du porc à l'engrais.

De nombreuses expériences ont prouvé le grand avantage économique de l'alimentation mélassée du porc.

Le rationnement doit être de 5 à 6 kilogrammes de mélasse-Say par 1000 kilogrammes de poids vif.

Les éleveurs de porcs savent la difficulté de faire manger entièrement leur ration à certains porcs à l'engraissement. Or, faire manger les animaux est, pour ainsi dire, tout le problème de l'engraissement.

Les lignes suivantes qui nous sont communiquées par M. Alexis Girard, cultivateur éclairé du département de la Vienne qui se livre à l'élevage du porc, résument bien les observations généralement faites.

« J'ai employé la mélasse-Say pour engraisser quatre porcs. Je leur mélangeais ce produit avec leur ration de pommes de terre bouillies comme on y met habituellement le son ou la farine. J'ai constaté que mes porcs mangeaient mieux, *ne faisaient jamais de restes*, et j'ai eu un engraissement beaucoup plus rapide. »

L'influence de l'alimentation à la mélasse sur la qualité du lard est manifeste et a été indiquée par Frey et Frédérickson.

Cette question de l'influence d'une nourriture hygiénique comme la mélasse sur la qualité de la viande est généralement méconnue. Elle est cependant indubitable, non pas seulement sur la viande de porc mais sur toutes les viandes.

Ce point touche de trop près à l'hygiène humaine pour que les vétérinaires sanitaires, dont on commence aujourd'hui à comprendre le rôle important, ne s'y intéressent pas d'une manière particulière.

On a encore peu fait en France pour développer la nourriture mélassée des animaux en se plaçant uniquement au point de vue de la boucherie. Des documents que nous avons sous les yeux montrent qu'en Angleterre où les problèmes se rattachant à la nourriture humaine sont plus étudiés, la consommation de molassine (même produit que la mélasse Say) s'est développée en certaines régions, spécialement en vue d'obtenir de la viande de qualité supérieure.

TABLE DES MATIÈRES

Imp. Bonvalot-Jouve, 15, rue Racine, Paris.